INSOMNIE

ALTERNATIVE NATURELLE STRATÉGIE

SHEILA BER- Consultant
en Naturopathie.

INTRODUCTION :

Je suis un technologue microbiologiques et chimiques, qui travaille actuellement comme consultante en naturopathie.

Je vous écris ce livre pour fournir conseils et aide, pour traiter les problèmes d'insomnie, en supprimant les causes profondes, plutôt que de traiter le symptôme seulement.

Il existe de nombreux facteurs internes et externes, qui influent sur le corps et qui affectent comment vous vous sentez, penser, agir, manger. Ceux-ci sont tous qui se manifeste dans votre sommeil.

Une grande partie des avis donnés dans ce livre, est issu de mon microbiologiques et chimiques, ainsi que de ma propre expérience personnelle.

Je dédie le livre à la fois mon chers fils : Phillip et Bernard.

Le livre est aussi dédié à tous ceux qui demandent de l'aide, d'améliorer leurs vies et d'examiner, à un droit fondamental niveau tous les facteurs qui contribuent à leurs problèmes de santé, ce qui par conséquent conduisent à leurs problèmes d'insomnie.

* * *

INDEX :

Ce qui est de l'insomnie ?

L'insomnie est un trouble du sommeil consistant en l'incapacité de s'endormir facilement, ou rester endormi toute la nuit. La fréquence de l'insomnie persistante est élevée. Difficulté à initier ou maintenir rafraîchissant un sommeil réparateur.

L'insomnie peut provoquer des déficiences dramatiques des fonctions psycho-sociale ainsi que sur la qualité générale de vie.
C'est le trouble du sommeil plus courant dans notre monde moderne de vite arpenté, industriel et technologique.

L'insomnie affecte <u>modestement</u> jusqu'à 50 % de la population adulte, et plus de 10 %, il est touchant l'ensemble de la population dans une <u>chronique</u> forme.

Les causes de base qui contribuent à l'insomnie sont attribués à des facteurs physiologiques, psychiatrique et psychologique (émotionnel).

L'impact de l'insomnie.

Une personne souffrant d'insomnie peut être touchés par une ou plusieurs des éléments suivants:
Altération du tous les jours de fonctionnement, fatigue, incapacité à se concentrer au travail ou à l'école, mauvaise mémoire.
Ralentit le temps de réaction et de la somnolence, qui peut conduire à des accidents, des maux de tête et douleurs musculaires, corpulence problèmes, incapacité à profiter des relations interpersonnelles.

Personnes souffrant d'insomnie rapportent plus pauvres bien-être physique et mental, qui comprend parfois plus élevés de dépression et d'anxiété.

Insomnie chronique qui se produisent fréquemment, pour plus d'un mois, est assez fréquent dans les troubles de l'humeur tels que le trouble bipolaire ou de dépression majeure.

Les épisodes dépressifs sont des symptômes entraîne souvent des difficultés de sommeil.

Les personnes ayant des épisodes maniaques ou hypo-manic souvent trouvent qu'ils ont besoin de moins de sommeil que d'habitude. Si ils ont un sommeil réparateur, il n'est alors pas considéré l'insomnie.

Cependant, sommeil perturbation ou insomnie peut déclencher un état de manie chez les personnes qui ont des troubles de l'humeur.

Certains médicaments utilisés dans le traitement du trouble bipolaire peuvent provoquer troubles du sommeil, notamment des antidépresseurs :

Cymbalta *(Duloxetine)*
Effexor *(Venlafaxine)*
Lexapro *(Escitalopram)*
Paxil *(Paroxetine)*
Prozac *(Fluxetine)*

Évaluation et causes de l'insomnie.

1. **système nerveux :** le système nerveux agit comme un thermomètre, car elle est liée à tous les aspects psychologiques et physiologiques du corps, il est très sensible à tout changement ou perturbation aux autres systèmes de votre corps. Sa sensibilité se manifeste dans le corps et le cerveau en état de sommeil.

2. **Émotions négatives** : anxiété, colère, peurs, soucis, obsessions. Toutes ces émotions interfèrent avec une bonne nuit sommeil.

Solutions : 1) Pour l'anxiété et la nervosité :
 1) Fleur de la Passion extrait – prendre 10-15 gouttes dans 1/4 tasse d'eau, pendant environ 3 semaines. Mettre en pause pendant 1 semaine et si le symptôme se poursuivre, répéter ce qui précède et arrêter quand se sentir plus serein.

2) *Basilic sacré* – 500 mg. 1-3 x par jour et vous prenez 1 pendant la nuit, si éveillé.
L'herbe renforce le système immunitaire et produit le calme de l'organisme.

3) *Dong Quai* – 500 mg. 1-3 x par jour et prendre 1 au cours de la nuit, si ne peut pas sommeil.

Cette plante est connue comme *Angelica* . Elle équilibre les hormones et procure un effet tranquillisant sur le corps et l'esprit.

4) *B6 & complexe B* - 50-100 mg. - prendre 2 - 3 fois par jour. B-6 est plus efficace si pris avec les autres vitamines B, ainsi que de la vitamine C 500-1000 mg. Cette vitamine détend tous les muscles dont le cœur et les poumons. Il abaisse la production de l'hormone de stress Cortisol.

Il fonctionne comme un coenzyme dans plus d'une centaine de processus métaboliques. Il est nécessaire pour le fonctionnement normal du cerveau et du système nerveux. En outre, il renforce l'immunité.

5) *calcium & magnésium* – 1000-1200 mg Calcium et 500-600 mg. magnésium, divisées en 2 - deux fois par jour. Il est d'un naturel de combinaison relaxant, qui a un effet calmant sur le système nerveux. (soude peut supprimer effectivement loin calcique).

6) *Citrate/Malate de magnésium* – 500-1000 mg. Prenez seulement si vous vous sentez très agité, ou expérience de syndrome des jambes sans repos.

Note : Forme de magnésium ce devrait être prise séparément et en plus de supplément de Calcium et de magnésium. Encore une fois, uniquement lorsque touchés par l'agitation et l'anxiété. Il détend les muscles, y compris le cœur et les poumons, offre calme naturel, réduit le stress et l'insomnie, aide à maintenir une pression artérielle basse, favorise la production de cellules saines et favorise l'équilibre pH saine.

Dans l'état de nervosité extrême : prendre Extrait de valériane - 5-10 gouttes sur votre langue, prétentieux et hirondelle, pour immédiate secours à environ 2 minutes! Note : Prendre Valériane extrait de seulement occasionnellement, quand en extrême stress et l'anxiété. Cesser lorsque les symptômes se résorbent.

3. **désordre de sommeil de rythme circadien (CR)**: *si le rythme est perturbé dû voyager, travail tous les soirs, irrégulière et coucher tardif, le corps produit moins mélatonine (inducteur du sommeil) et plus de Cortisol (hormone du stress). Le bon ratio est d'avoir le corps à produire plus mélatonine et moins Cortisol .*

Solutions : 1) pour obtenir une quantité suffisante de mélatonine, vous avez besoin de d'exposer votre corps au soleil pendant la journée.

En hiver, vous pouvez compléter la lumière du soleil, à l'aide de système de lumière blanche spécial, habituellement utilisé pour le trouble affectif saisonnier (SAD). Ça marche! essayez-le!

2) Prendre Mélatonine supplément – tablette/capsule de 1 mg de 3-6. 15 minutes avant le coucher.
3) Pour réduire les taux de Cortisol élevé généralement associés à l'anxiété, prendre Colustrum 500 mg. 1-3 capsules par jour.
4) Acide pantothénique (B5) 100-250 mg. une fois par jour. Elle peut également être prise au cours de la nuit si vous n'arrivez pas à s'endormir ou rester endormi. On l'appelle la B-vitamine tension-anti.
Si vous prenez un ou tous les suppléments mentionnés ci-dessus, sous Système nerveux, votre Cortisol taux d'hormones doit rester faible. Vous abaissez votre niveau d'anxiété et me sens plus calme.

4. **système digestif:** *Indigestion provoque des troubles du corps, comme il besoin d'oxygène pour faciliter la digestion, privant les autres parties du corps de recevoir oxygène adéquat d'alimentation pour bien fonctionner et se sentent reposant.*

Solutions : *1) prendre des enzymes digestives qui contiennent bile de boeuf et HCl (acide chlorhydrique).*

Une bonne marque est appelée « Now »: SUPER ENZYMES, peut être obtenu à n'importe quel magasin de la santé.
2) votre dernier repas devrait être environ 3 heures avant le coucher.

5. **déséquilibre hormonal:** *un déséquilibre Hormonal peut perturber les fonctions générales de corps, conduisant à des habitudes de sommeil de mauvaise qualité.*
6. **Solutions :** *1) prendre une périodiques de sang. Si déséquilibre présents, adressez-le avec votre médecin traitant.*

2) <u>Dong Quai</u> – *Prendre 500 mg. 1-3 capsules par jour, pendant 2 semaines.*

Dong Quai est également utilisé pour efficacement traiter PMS, l'arthrite et abaissant la pression artérielle. Il a un effet calmant.
Il favorise l'équilibre hormonal, chez les hommes et les femmes.

3) <u>Igname sauvage</u> – *1 gélule 2 à 3 par jour, pendant 2 semaines.*

<u>5. déséquilibre de la thyroïde</u>: *vérifier votre niveau de la thyroïde. Déséquilibre perturbe les fonctions de l'organisme global.*

<u>Solutions</u> : *Prendre un test sanguin périodique. Si déséquilibrée, face avec votre médecin traitant.*

6. hypertension artérielle: *si votre tension artérielle est élevée, face avec votre médecin de famille.*
Les herbes naturelles suivantes peuvent promouvoir et
maintenir une pression artérielle basse:

Solutions:

1) **curcuma :** *¼ cuillère à café dans 1/2 tasse eau bouillie.*
Cool et boire 2 - 3 fois par jour. C'est un sang plus mince,
anti-inflammatoire et favorise également abaisser la pression
artérielle.
2) **Céleri** *: Manger 2-3 bâtons de tous les jours. Ça marche!*
3) **Magnésium Citrate/Malate** *: Il détend les muscles,*
organes y compris le cœur.
Il détend aussi le système vénal et artériel, en développant
leur et en permettant au sang de couler à travers, sans
pression excessive.
4) *Garder votre* **Sodium** *apport* **bas.**

5) Prendre <u>Potassium - 99 mg</u>. 1-2 capsules par jour. Il permettra de réduire votre pression artérielle. Il sera également garder vos fluides électrolyte équilibrés, ainsi que le pH sanguin équilibré.

6. <u>déséquilibre du pH :</u> notre corps est habituellement plus acide, et donc pH déséquilibré.

C'est à cause de notre alimentation moderne qui est très acide, plus le niveau de stress plus élevé, ayant pour résultat plus élevé niveau microbien dans notre corps. Microbienne plus élevée se traduit par un niveau plus élevé d'inflammation.

Microbes produisent de l'acide par le biais de leur metabolisme. Acide corps est un corps agité et dépourvus d'oxygène.

Alcalinisez comme nécessaire, car elle réduira le niveau microbien, favorisera le niveau d'oxygène plus élevé. Il produira également calme général, ce qui est utile pour induire la meilleure expérience de sommeil.

6) Garder votre _Sodium_ apport bas.

Solutions:
1) Gardez l'apport de ce qui suit, à un _minimum:_ sucre, glucides, produits de farine blanche, café, cacao, Coca-Cola, bière, viande rouge, blé, orge, huiles (qui sont faibles en oméga), graisses, décapé des aliments contenant du vinaigre.

Note : Autres aliments importants sont aussi acides, mais ils sont essentiels à notre alimentation quotidienne et ne peuvent être évités.

Pour neutraliser l'acidité de l'organisme (pH acide), je recommande un simple et un remède très efficace, comme suit :

Prendre <u>**Bicarbonate de soude**</u> *(Bi-Carbonate de sodium)- ½ c. à thé dans 1 tasse d'eau, bien mélanger et boire. Prenez-le après un repas lourd, pour faciliter la digestion. Il procure un soulagement rapide pour indigestion, en plus de vous fournir plus d'énergie.*
Il équilibre le pH de votre corps, et il décourage la croissance de microbes hostile organisme (bactéries gram négatif).

7. <u>haut niveau microbien (y compris les virus, bactéries, champignons, levures, vers :</u>

Un corps sain héberge généralement des bactéries amicales comme inamicales, y compris les levures, à un niveau acceptable et en équilibre.

Sont appelés des bactéries non pathogènes : bactéries <u>aérobies</u> . Mauvaises bactéries sont appelés bactéries <u>anaérobie</u> . Les bactéries anaérobies fonctionnent sans oxygène, et en cas de nombre excessif et hors de l'équilibre de la flore intestinale, il contribuera au développement de l'infection et l'inflammation dans le corps.

Levures et champignons, en outre, si, à un niveau excessif, il en résulte une déséquilibre de la flore intestinale. Ils sont un autre facteur majeur contribuant aux corps des infections et inflammations.

8. Ce qui provoque le déséquilibre de notre flore intestinale ?

Réponse : Diète très acide, le niveau de stress élevé, hormonaux déséquilibre, forte consommation de sucre et de glucides, forte consommation d'alcool, toxines alimentaires, y compris les bactéries, levures, champignons, vers et virus et toxines environnementales.

Solutions : 1) prendre **probiotiques** *contenant de 5 à 10 milliards des cellules actives de l' <u>Acidophilus et Bifidus</u> (bonnes bactéries) 1-2 capsules par jour, avec un verre d' <u>eau chaude</u>, de les activer.*

1) <u>Alcaliniser</u> : Neutraliser votre pH acides du corps PH acide contribue à une présence plus élevée de microbes, et les métabolites de microbes libérer encore plus acide dans les tissus de notre corps. C'est comme un cercle vicieux.

9. vitamine D3 carence :

Vitamine D3 est maintenant reconnu comme un acteur majeur en contribuant à la santé humaine dans l'ensemble. Il améliore la structure du sommeil. Il améliore votre esprit et votre santé en général. Recherches ont démontré les liens entre la vitamine D3 et un système immunitaire fort, santé du coeur et un esprit fort.

Toutes ces choses sont aussi aidés par meilleur sommeil atteint lorsque le corps devient un approvisionnement suffisant de vitamine D3.

Le D3 forme est la plus facilement absorbée par le corps humain.
Apport recommandé : 3 000 I.U. - I.U 7 000 par jour. Meilleures pris avec de l'huile Omega, pour une absorption maximale. C'est gros soluble.

10. alcool et café : réduire votre alcool et la consommation de café. Ils peuvent interférer avec le sommeil de REM.

Ne pas consommer eux après 14:00, comme ils sont à l'origine les habitudes de sommeil interrompu.

11. générale douleur & douleurs musculaires :
La douleur déclenche des troubles du sommeil.

Les principales causes de la perte de sommeil à cause de la douleur sont les maux de dos, maux de tête, douleurs abdominales et douleurs faciales. Aussi, douleurs musculo-squelettiques, qui comprend l'arthrite et la fibromyalgie, peut conduire à des troubles du sommeil. Douleur du cancer, la maladie elle-même et son traitement, est également un délinquant provoquant des troubles du sommeil. La douleur est une grave intrusion pour dormir.

Voici quelques conseils pour obtenir le meilleur sommeil, pour toute personne souffrant de douleur chronique :
- *Limiter la consommation de caféine et consommer avant 14:00.*

- *Consommation d'alcool limite.*

- *Éviter les exercices vigoureux. Toutefois, un exercice léger dans l'après-midi peut être utile.*
- *Une brève sieste dans l'après-midi, pas plus de 20 minutes. L'utilisation de calmants ou somnifères peut être efficace, mais uniquement sous la surveillance d'un médecin.*
- *La pratique des exercices de relaxation, telles que la respiration abdominale profonde.*
- *Objectif pour un coucher régulier.*
- *Créer un environnement calme.*
- *Gardez votre chambre à coucher complètement sombre. Maintenir la température à une plage légèrement fraîche idéale : 18-20 degrés Celsius. Il vous aide à respirer et à mieux dormir.*
- *Gardez que vous chambre humidifiée en hiver. L'air sec peut rendre le sommeil difficile. Investir dans l'humidificateur à vapeur haute qualité. Alternativement, vous pouvez placer un bol rempli d'eau, à côté de votre lit. Il est simple et très efficace !*

12. syndrome des jambes inquiet :

Syndrome des jambes sans repos (SJSR) est un trouble neurologique caractérisé par la lancinante, tirer, rampante ou autres sensations désagréables dans les jambes et une incontrôlable, sarfois, écrasante envie pour les déplacer. Symptômes se produisent principalement la nuit quand une personne est relaxante ou au repos et peut augmenter en gravité au cours de la nuit.

Déplacer les jambes soulage l'inconfort. La gamme des sensations de sévérité du mal à l'aise à l'irritant pour douloureux.

L'aspect le plus distinctif ou inhabituel de la condition est que couchée et essayant de se détendre déclenche les symptômes. La plupart des gens avec RLS ont Difficulté à s'endormir ou rester endormi. Si laissé non traité, cette affection provoque épuisement et la fatigue diurne.

Les symptômes sont partiellement ou totalement soulagés par le mouvement comme la marche ou l'étirement.

Les causes sont nombreuses, et certains d'entre eux sont : tabagisme, consommation d'alcool, une carence en fer (anémie), anxiété, vitamines B et une carence en minéraux

Traitement naturel recommandé pour RLS :

a. *Réduction et ou élimination de l'alcool, la nicotine , et caféine de régime alimentaire peut être très utile.*
b. *Exercice modéré aide à la condition.*
c. *Fer comprimés pris forme de légume, peut être très utile.*
d. *Citrate de magnésium - 500-800 mg – deux 2 x par jour. Ce minéral est extrêmement utile, en raison de son effet relaxant musculaire. Il aide à réduire votre pression artérielle et maintient votre système nerveux en santé optimale.*

e. *Vitamine B6* – 100 mg-1-2 fois par jour.
f. *Acide folique* – 1-5 mg – une fois par jour. Il est extrêmement bénéfique pour tous les troubles neurologiques, y compris agitation.
g. *Massage* - A un moyen naturel pour traiter le syndrome des jambes sans repos. Massage ou à pétrir les muscles du mollet contribue à promouvoir le flux sanguin vers la zone, donc aider à soulager les jambes sans repos.

13. rayonnante et sensibilité :

Un nombre croissant de personnes commencent à soupçonner ou de croire que l'exposition aux CEM (champ électromagnétique) générée par les appareils électriques conduisent à une foule de problèmes de santé.

Parmi les problèmes de santé blâmés sur l'exposition aux CEM: insomnie, maux de tête et ce qui suit :

- Brouillard mental
- Fatigue vague
- Cancers comme la leucémie
- Perte de cheveux
- Faiblesse du système immunitaire
- Problèmes de peau
- Dépression
- Problèmes digestifs
- Anxiété et agitation.

A étude a constaté que l'exposition aux téléphones mobiles lourde raccourcit la phase 3 et 4 du sommeil, mais aussi des temps de latence de REM.
La chose la plus importante à faire pour éviter les effets secondaires EMF est de protéger la maison ou au moins le corps. Il y a maintenant une désignation officielle de sensibilité EMF sur les livres du code médical.

Traitement naturel recommandé pour la protection :

- Limiter votre téléphone cellulaire avant utilisation dormir
- Gardez votre téléphone cellulaire à une distance appropriée de votre corps pendant le sommeil
- Prendre des suppléments d'iode régulièrement
- Essayez d'utiliser un téléphone cellulaire avec une diminution relative du niveau de la SAR.
- Réduisez votre utilisation de votre ordinateur ou votre ordinateur portable – si possible.
- Port ou à l'aide pendentifs scalaires ou boucliers (considérée comme une méthode non prouvée) qui sont réclamés par les tenants d'une certaine protection. L'un d'eux s'appelle Q-Link. Personnellement, je trouve Q-Link extrêmement utile.
- Supprimer le réveil de votre table de nuit et les placer à une distance raisonnable d'environ 6 pieds de distance. Couvrez-le pendant la nuit, pour permettre à l'obscurité totale dans la salle.

- *Porter un <u>aimant en néodyme</u> disque, côté du pôle Nord (négatif) sur la peau. Consultez les instructions ci-dessous.*

** Place <u>du pôle Nord de magmet</u> (négatif) <u>vers le bas</u>, face à la de la peau, de votre zone de ventre, le centre du corps.

Beaucoup de gens pratiquent l'utilisation des aimants juste avant d'aller dormir. Ils peuvent être portés aussi pendant la journée.

Côté du pôle Nord de l'aimant est très apaisant, relaxant et a des avantages pour la santé magique. C'est de guérison, mais aussi de promouvoir le meilleur sommeil.

Pour maintenir l'aimant en place, placer un sou sur le dessus de l'usure de la nuit, un peu plus l'aimant. La dime s'en tiendra à l'aimant, maintenant en place.

Vous pouvez retirer l'aimant dès que vous vous levez le matin.

Faire ce qui précède tous les soirs, pour favoriser un sommeil repos.

*** Il est important que vous vous assurer que vous seulement Placez le côté (négatif) du Nord sur votre corps. Le côté sud excite le corps et a l'effet inverse.*

** Pour beaucoup de gens, cet aimant fonctionne comme un charme, telle qu'elle se détend et leur procure un sommeil réparateur tous les soirs. Ça marche ! Essayez-le, vous avez rien à perdre!*

Les terres rares néodyme sont parmi les plus puissants aimants de terre rare. Dans le secteur de la santé, ils sont très populaires. Dans le domaine de la médecine non conventionnelle, l'aimant de néodyme est utilisé pour guérir de nombreux troubles, y compris la douleur de muscle.

Selon les scientifiques de la santé, les aimants de néodyme sont censées pour avoir la capacité de réduire les temps de récupération de blessures et de l'inflammation. En dehors de cela, il est également capable d'améliorer la santé normale par stimulant la circulation sanguine.

En utilisant des aimants pour la santé est très bénéfique car ils sont sans effets secondaires nocifs et non-invasive en même temps . Aimants vous fournissent de l'énergie ! Ils sont une source importante d'énergie.

Les instruments magnétiques utilisés pour offrir des avantages pour la santé comprennent les bijoux et tout l'attirail de massage.

Magnétique bracelets et autre bijoux magnétique sont généralement utilisés pour soulager les douleurs dans les muscles et les articulations. Même dans la période post-opératoire, les aimants de terre rare peuvent être d'une grande aide. Il soulage la douleur.

*Il favorise également un modèle de bon sommeil. Électrochimie fournit de nombreuses théories intéressantes qui prennent en charge les applications médicales des aimants de.

À l'aide du magnétisme, vous pourrez profiter des bienfaits pour la santé comprennent de réduction du stress, soulagement de l'insomnie et migraine .
Des études ont montré qu'avec une utilisation prolongée, vous peut avoir la santé à long terme, tels que plus d'énergie et vitalité.

Si vous souffrez de migraine, porter un collier magnétique peut aider à soulager les maux de tête et de réduire la gravité. À la différence des analgésiques, aimants de santé ne bloquent pas le signal de douleur au cerveau.

<u>Ils travaillent directement sur la zone de la douleur.</u> C'est la raison pourquoi néodyme et autres aimants de santé doivent être placés au plus près le point de douleur que possible. Autres affections gain secours avec aimants de terre rare sont douleur chronique, la raideur des muscles et les douleurs arthritiques.

Les champs magnétiques statiques, produites par le port d'aimants pour la santé, peuvent réduire l'inflammation en pénétrant à travers la peau et profondément dans les tissus et plus profondément dans le flux de sang.

<u>Le champ magnétique négatif (côté du pôle Nord)</u> produit des ions, qui sont responsables de normaliser les fonctions métaboliques et d'aider à réduire l'affection douloureuse déclenchée par une inflammation ou cellule de dégénérescence négatifs.

Une fois que le champ magnétique négatif a pris contact avec votre peau, les cellules endommagées réagira avec lui causant de réalignement des ions dans leur position respective et appropriée.

Finalement, l'endommagement des cellules s'arrête et la guérison va commencer sur plusieurs jours.

Les champs magnétiques produits par les aimants permanents améliorer et réguler la circulation de votre sang avec leurs interaction avec la teneur en fer dans le sang. Le magnétisme s'enfonce dans la peau et attire le fer dans le sang, en remuant de mouvement dans la circulation sanguine.

* Pour obtenir de plus amples renseignements sur la guérison de néodyme aimants, allez dans :

http://www.sooperarticles.com/Health-fitness-Articles/General-Health-Articles/What-Rare-Earth-Magnets-do-Health-68471.html

14. bruit : *il y a beaucoup de gens perdre le sommeil à cause de des bruits externes et internes dans leur environnement .*

Les experts disent que l'intensité, brutalité, régularité, intrusion, familiarité et régularité des bruits tous affectent le sommeil.

Bruit au niveau le plus bas comme 40 décibels, ou aussi haut que 70 décibels généralement nous tenir éveillé. Toutefois, l'absence d'un bruit familier peut également perturber le sommeil. Les citadins peuvent avoir du mal à s'endormir sans les sons familiers du trafic. Ou un voyageur, il peut être difficile de dormir sans la familier tique, tique, tique du réveil à la maison.

Peu de bruit, bien qu'ennuyeux au premier abord, peut progressivement être ignoré, ce qui permet de dormir à suivre. Cependant, un bruit important, comme bébé d'un parent en pleurs, un détecteur de fumée ou même son propre nom appelé, ne sont pas facilement assimilable et généralement craquement nous éveillé.

Solutions :
1. bruit blanc machine – « Sleepmate »
Pour comprendre la promesse d'un bruit blanc, il faut d'abord comprendre sa mécanique. Dans sa forme la plus pure, il n'est pas vraiment bruit du tout.

Bruit blanc , qui est également connu sous le nom de son blanc, est une combinaison de fréquences sonores en parts égales. Juste comme un faisceau blanc lumineux est composé de toutes les couleurs enle spectre de couleurs, le bruit blanc est composé de toutes les fréquences sonores.

Parce qu'il incorpore toutes les fréquences sonores de sons hautes aux sons très graves, il a un bruit très bénéfique, annulation ou d'un effet de « masque ». Bruit blanc ressemble à un lent apaisant « whoosh ».

tout dire, que c'est le bruit de la pluie, ou les vagues doucement caressant le rivage, ou le vent qui souffle dans les arbres. C'est un son très paisible qui est instinctivement apaisant et calmant pour les oreilles et les esprits des hommes de tous âges.

Bruit blanc est en fait un son qui nous est donné par la mère Nature, de la même manière qu'elle nous a fourni l'eau et l'air.
Sur le marché, il y a le conditionneur sonore électromécaniques, appelé « Sleepmate ».
Le « Sleepmate » fait mécaniquement un son « vrai » par opposition à un son reproduit ou simulé, comme les autres machines de bruit blanc.

Il ne pas boucle. Par « bouclage », j'entends la jouant d'un segment enregistré ou simulé du son encore et encore. Plupart des autres machines de bruit blanc boucle mais certains cachent c'est mieux que d'autres.

Il est vraiment important d'obtenir une machine qui n'est pas en boucle. Si vous pouvez détecter une qualité répétitive dans le son (comme un grésillement qui répète maintes et maintes toutes les 5 secondes), puis qui peut être aussi ennuyeux que le son que vous voulez masquer.

2. musique apaisante de fond :
Jouer de la musique calme et paisible comme le bruit des vagues de l'océan, gouttes d'eau, ou le doux vent souffle.

3. bouchons d'oreille : beaucoup trouvent eux aussi, d'être tout à fait utile.

4. isolation des murs et du plafond :

Consulter un entrepreneur acoustique, ou un ingénieur. Il est parfois extrêmement intéressant d'investir dans une telle isolation, afin d'avoir une paix durable, de l'esprit. Les résultats valent tous les efforts impliqués dans un tel projet.

Se renseigner sur l'isolation pour: 1. bruit de basse fréquence 2. Haute bruit de fréquence, ainsi que 3. Bruit d'impact.

Matériaux utilisés:
Calme Gypse 5/8" 1-2 couches de roche, colle verte, chapeau de furring channel, masse chargé de feuilles de barrière de vinyle, ROXUL Safe & Sound 3". Assurer la couverture de tous les goujons avec du ruban isolant acoustique, qui est extrêmement important, dans la réduction de bruit.

Recueillir toutes les informations nécessaires et régler tout ou partie de ce qui précède. Obtenez des offres de plusieurs entrepreneurs et demandez-leur quelle est leur régime spécifique, les matériaux utilisés, leurs honoraires, laps de temps pour achever le projet, garanties des recommandations.

Faites-le tout effacer par écrit avec la signature de l'entrepreneur.
N'oubliez pas d'obtenir un reçu officiel contre paiement.

15. température et son effet sur votre sommeil :

Le point où le sommeil est perturbé en raison des conditions de température ou le climat varie d'une personne à l'autre. En général, températures supérieures à 75 degrés Fahrenheit (24 degrés Celsius) et inférieure à 54 degrés (12 degrés Celsius) vont réveiller les gens.
La température optimale pour un sommeil confortable, est de 18-20 degrés Celsius (64 à 68 degrés Fahrenheit).

16. altitude :

Plus l'altitude, la plus grande est la perturbation de sommeil. En règle générale, les troubles du sommeil devient plus grande à une altitude de 13,200 pieds ou plus. La perturbation est pensée pour être causée par des niveaux d'oxygène diminuée et accompagnement des changements dans la respiration. La plupart des gens adapter à la nouvelle altitude dans environ deux à trois semaines.

17. les acariens :

1. dans les 10 ans, les acariens morts et leurs déchets peuvent doubler le poids de votre matelas.

Assurez-vous d'utiliser la preuve de punaises de lit et acariens, couvre oreiller et matelas protecteur. Ils sont votre première ligne de défense contre les allergies de poussière ! Elles aussi gardent l'oreiller et le matelas cool, qui aide à mieux dormir.

Acheter une bonne marque qui vous durera toute une vie.
Il y a plusieurs bonnes marques, l'un d'entre eux est :

SecureSleep ™ de punaises de lit housse de matelas ensembles - poussière de bloc
acariens trop - site Web :

www.allergybuyersclub.com.

Ils vendent des produits semblables à des prix différents.

2. changer votre taie d'oreiller, 2 - 3 fois par semaine.
Votre sommeil qualité améliorera énormément. Vous verrez la différence!

18. adéquate des oreillers et des matelas pour un soutien optimal::

a. Choisissez une firme matelas. *Vous pouvez soutenir votre dos par choisir un matelas ferme.*

Bien que cela peut prendre 1-2 semaines pour s'adapter à, il vaut bien l'investissement et sera d'une grande aide sur le long terme.

Matelas qui coulent ou sont trop mous, permettre à la colonne vertébrale se déplacer trop profondément dans une courbe. Cela peut entraîner en vous laissant avec un mal de dos.

b. Utilisez un oreiller ferme moyens. *Il fournira à votre tête et mieux soutenir le cou. Une serviette roulée peut être placée sous votre cou si nécessaire. Un oreiller ferme moyen peut également figurer, sous les genoux et la partie inférieure des jambes pour une plus détendu, position naturelle.*

déséquilibre du pH ayant une incidence sur votre sommeil. Comment faire pour alcaliniser ?

Pourquoi un pH acide contribue à un niveau supérieur microbiens dans notre corps ?

Réponse : Un pH acide est riche en ions H (hydrogène) et faible en O2 ions (oxygène), permettant ainsi à des bactéries anaérobies et autres microbes nocifs à multiplier et à fonctionner sans la présence d'oxygène. S'ils sont à un niveau excessif, ils causent des dommages à l'organisme. Ils produisent des infections et inflammations.

Comment faire pour alcaliniser ?

La méthode la plus simple est comme suit : prendre ½ cuillère à café de bicarbonate de soude (Bicarbonate de Sodium) dans 1 tasse d'eau. Bien mélanger et boire. Avec la boisson, prenez 1 capsule de mg Potassium Citrate 99 mg. afin d'équilibrer le liquide électrolytique.

Sodium et Potassium doivent être en équilibre pour le corps de fonctionner à un niveau optimal. Qui aidera aussi à garder en équilibre la pression artérielle et le cœur de pompage à un rythme optimal !
Verre de bicarbonate de soude augmente le taux d'oxygène, ce qui augmente l'énergie. Il contribue à améliorer la digestion.

Prendre le bicarbonate de soude boisson est particulièrement bénéfique, après un repas lourd.
Si vous sentez que vous êtes très acide, vous pouvez répéter la procédure ci-dessus, deux fois au cours de la journée.

Problèmes respiratoires et traitement :

À respirer au niveau optimal, le tuyau d'air de trachée doit être clair de l'inflammation et de flegme.

L'inflammation doit être adressée par chaque prise de médicaments si sévère, et/ou en le traitant avec des suppléments naturels comme suit :

1. *Huile de foie de morue – 2-4 c. à soupe par jour.*
2. *Curcuma – 1/4 c. à thé dans 1/2 d'eau bouillante. Laisser refroidir et boire chaud 3 fois par jour, pour se débarrasser de la flegme.*
3. *Bêta-carotène – 10 000 U.I. – 2 fois par jour.*
4. *Vitamine D3 – 3 000-5 000 UI par jour.*

5. *Miel – 1 cuillère à café 3 fois par jour, sans eau. Permettre la miel d'utiliser ses propriétés anti bactériennes sans rinçage Il vers le bas avec de l'eau, pendant environ 15 minutes.*

Vos voies respiratoires pulmonaires seront sentira aussi élargis, ce qui vous permet de beaucoup mieux respirer!

6. *probiotiques* – 5 milliards de cellules actives, dans des capsules 1-2 fois par jour. Ils aident à combattre l'inflammation de façon très efficace!

Pour étendre votre airways pulmonaires et les poumons, la suppléments suivants sont également fortement recommandées :

1. Magnésium Citrate/Malate – 500 mg. 2-3 fois par jour.
2. Miel - 1/2 – 1 c. à thé - 3 x par jour, sans eau.
3. Huile de foie de morue (bouteille) – 2-4 cuillères à soupe par jour.
4. Graines noires (graines de Kalonji) – 1/4 c. à thé mâchés ou écrasé bien. Avaler avec 1/2 tasse d'eau tiède, 2 fois par jour. Les graines peuvent être des achats à n'importe quel magasin d'Indes rientales. Il est garanti de bien développer les voies respiratoires ! Graine de kalonji est une graine de merveilleet a été utilisée pour guérir de nombreuses maladies, des milliers d'années, dans de nombreux pays, par de nombreuses cultures.

Niveaux biochimiques et des analyses de sang périodiques :

Des tests sanguins sont très fréquents.
Lorsque vous avez des bilans de santé systématiques,
votre médecin vous recommandera des tests sanguins
pour voir comment votre corps fonctionne.

Ce qui suit doit être vérifié tous les 6 ou 12 mois :
- *Comte de l'hémoglobine,*
- *Numération leucocytaire,*
- *ESR (indique le niveau de l'inflammation),*
- *Taux de fer,*
- *B12 - niveau de vitamine,*
- *Niveau de vitamine A,*
- *Niveau de cortisol (indique le niveau de stress),*
- *Taux de potassium,*
- *Tests d'allergie.*

Élimination de toxines microbienne et chimique quotidienne, et comment elle améliorera votre sommeil.

Lorsque votre corps est grevé par des toxines, des fonctions corporelles sont perturbées et fonctionnent donc de façon inefficace. Ainsi, cela affectera également les réactions chimiques dans le cerveau. Par conséquent, votre corps se sentira pas le fait d'avoir assez de reste, l'incapacité de s'endormir, ou de maintenir une bonne nuit sommeil.

Toxines chimiques et microbiens comprennent ce qui suit :
surcroissance bactérienne/levures/champignons
- infection parasitaire chronique
- infection virale chronique
- mercure des amalgames dentaires

- *foie, rein et problèmes intestinaux*
- *ganglions atone et élimination de la peau*
- *métaux lourds*
- *pesticides et herbicides*
- *consommation chronique de médicaments pharmaceutiques*
- *additifs & produits chimiques alimentaires*
- *sensibilités & allergies alimentaires*
- *sucre raffiné, farine raffinée*
- *hydrogénée et gras de trans*
- *café, alcool et tabac*
- *colère et le ressentiment*
- *inquiétude chronique, crainte et tristesse.*

Rester en bonne santé implique la prise de conscience des toxines, l'évitement et l'élimination des toxines, et la réparation nutritionnelle aux dommages cellulaires créés par ces toxines dans votre corps. Il y a beaucoup de toxines que vous pouvez certainement éviter. Leurs connaissances et de choisir judicieusement.

Il n'y a que vous n'êtes pas en mesure d'éviter les toxines, et donc des programmes de désintoxication sont d'une importance primordiale, où les toxines ingestion de votre nourriture et eau, inhalation de toxines présentes dans l'air et d'absorber les toxines à travers la peau sont quotidiennes. Pour devenir et rester en bonne santé, éliminer et excréter la présence de ces substances productrices de maladie de votre corps sont non seulement utile, mais également vitale pour découvrir la merveilleuse santé.

Exécution d'un programme de désintoxication régulière afin de maintenir l'excellent état de santé général est comme quotidien brossage et la soie dentaire des dents afin de maintenir une santé dentaire grande.

Les principaux organes de votre corps pour vous débarrasser de ces toxines et éliminer les déchets produits sont : les intestins, le foie, les reins, la circulation lymphatique, la peau et les poumons.

Santé fantastique consiste à garder ces organes et systèmes bien réglés. Programmes de désintoxication soulignent et aider ces organes d'élimination d'excréter les déchets et les toxines efficacement.

Accumulation de toxines peut aussi conduire à la production de radicaux libres. Radicaux libres se produisent naturellement dans le corps, mais avec l'ajout des toxines, il est plus générée, les heures supplémentaires peuvent être nocifs.
 Les radicaux libres sont que des composés un produit chimique très réactif, extrêmement instable, qui causent la destruction des tissus en attaquant les protéines, l'ADN et les membranes cellulaires.
 Dommages excessifs de radicaux libres conduit à nombreuses conditions dégénératives, vieillissement de pointe et même contribuent au développement du cancer.

Accumulation de toxine entraîne une inflammation dans le corps. Ce qui provoque en retour la réponse inflammatoire. Bien que l'inflammation peut être protecteur pour le corps, l'inflammation chronique est plutôt destructeur et conduit à diverses conditions dégénératives, y compris les maladies auto-immunes.

Traitement pour promouvoir l'élimination efficace de l'intestin :

1. mangez des aliments riches en fibres :

Aliments riches en fibres comme les fruits, les légumes et les grains entiers sont essentielles pour promouvoir l'élimination de bon de l'intestin.

Un régime élevé en fibres rend les selles plus douce à col, créant ainsi moins tendre, moins la constipation et la possibilité pour les hémorroïdes.

Les fibres alimentaires quotidiennes est un remède naturel pour de nombreux problèmes digestifs. Vous remarquerez un changement positif dans vos fonctions intestinales, avec une augmentation de fibres dans votre alimentation. Il est idéal d'avoir 1 à 2 selles par jour.

Fibres de psyllium Husk - est une autre alternative. Il peut être pris 1-2 fois par jour, 1 cuillère à soupe mélangée dans 1 tasse d'eau. Il fonctionne comme un charme. Balle de Psyllium peut être acheté dans les magasins d'aliments naturels.

2. exercice quotidien :

Si vous n'aimez pas d'exercer, vous pouvez commencer par marcher plus, prendre l'escalier plutôt que l'ascenseur et faire de l'aquagym, telles que la natation.

Aller à vélo ou faire du vélo stationnaire est une bonne façon de faire. Il exerce également les muscles abdominaux, qui aident dans la régularité intestinale.

Ajouter croque abdominale ou redressements assis, à votre routine d'exercice est très utile pour prévenir la constipation et de promouvoir l'élimination de bon de l'intestin.

3. buvez 6 à 8 tasses d'eau par jour :

L'eau est très bénéfique à une santé optimale et également à favoriser l'intestin bonne élimination. L'eau est aussi un émollient naturel si nous buvons assez de lui.

Maintenir le côlon humide en buvant une quantité adéquate d'eau, le rend plus facile pour l'élimination de l'intestin, et ainsi que de la fibre, l'eau contribue également à balayer les toxines de l'intestin. Cela permet de garder votre système digestif comme un ensemble en bonne santé, pour qu'il puisse fonctionner plus efficacement.

L'eau peut être consommée sous forme de soupe, jus, café, thé régulier ou tisane.

4. _**prendre des probiotiques :**_ _1 - 2 fois par jour, avec 1/2 tasse d'eau tiède._

Ils contribuent positivement nettoyer le côlon de microbes indésirables, y compris les levures et les bactéries nocives. Ils favorisent les mouvements de l'intestin en bonne santé. _Vous remarquerez la différence._

5. _Nutrition :_

Une alimentation de nourritures entières, peut aider à réduire l'exposition de la toxine au système.

Évitez les aliments transformés qui contiennent des toxines inutiles. Aussi, une alimentation qui est plus alcalinisants dans la nature peut aider à diminuer la production d'acide dans le système et réduisez la charge de toxines dans le corps.

6. reste :

Relaxation et un sommeil suffisant sont essentiels pour la fonction d'organe approprié qui est nécessaire pour l'élimination adéquate des toxines.

7. élimination par la peau :

Baigner toxines du corps loin de vous traiter dans un bain contenant des sels d'Epsom, qui contiennent le magnésium déficient dans bon nombre d'entre nous et le bicarbonate de soude, qui est un agent équilibrant de pH. Se baigner dans l'eau modérément chaude, pendant environ 20 minutes. Les toxines seront supprimés de votre corps, par l'intermédiaire de la peau.

Vous pourrez vous baigner à Epsom sel tous les jours, ou 2-3 x par semaine.

Il est préférable d'utiliser un loofa naturel, une éponge fibreuse semi-molle, pour ouvrir vos pores en frottant doucement la solution d'Epsom sur tout votre corps.

8. Parlez-en à votre médecin :

S'il vous plaît conversation à votre docteur naturopathic sur quelle toxine personnalisée plan d'élimination serait le mieux pour vous.

Tests de laboratoire peuvent être exécutés pour déterminer exactement quelle toxine est surcharger votre système, suivi d'un plan individualisé pour faciliter l'élimination.

Enfants et l'insomnie :

Le manque de sommeil chez les enfants ou sommeil privation peut conduire à des problèmes physiques et cognitives.

 Enfants peuvent par exemple, ont des difficultés à se concentrer à l'école. Ils peuvent démontrer des modèles de comportement qui sont plus agressifs que d'habitude. Enfants peuvent également agir irrités lorsqu'ils sont privés de sommeil.

Certains médecins recommandent le traitement de la mélatonine pour les enfants souffrant d'insomnie chronique. Parce qu'il n'y a pas de lignes directrices pour donner de la mélatonine pour enfants, les parents devraient être prudents sur l'administration de ce supplément à leurs enfants.

Permettre aux enfants de rester debout tard le week-end contribuera seulement à la privation de sommeil accumulé avec le temps. Assurez-vous que vous parlez à votre enfant sur le sommeil comment important est.

Les changements de style de vie y compris limiter la télévision jusqu'à 4 heures avant le coucher peuvent être tout ce qui est nécessaire pour aider votre enfant à dormir. Si vous ne savez pas quelles mesures prendre, parler avec le fournisseur de pédiatre ou la santé de votre enfant pour obtenir d'autres conseils de guérir l'insomnie chez les enfants.

Suppléments pour les enfants - pour aider à induire le sommeil :

- *Extrait de fleur de la passion* - 10-20 gouttes dans 1/4 tasse d'eau, juste avant de se coucher. Prenez-le pour environ 2 semaines et arrêter pendant 1 semaine.
Prendre qu'après l'apparition de l'anxiété et l'agitation.
La passiflore est considéré comme une herbe très sûre.

- *Mélatonine* 3-5 mg. capsule/comprimé, 15 minutes avant de la – coucher.

- *La vitamine B5* –*(Acide pantothénique)* – la vitamine peut aider à gérer le stress de contrainte psychologique, migraines, syndrome de fatigue chronique et cessation de tabagisme et l'alcool.
Acide pantothénique sait depuis longtemps sont indispensables pour la production d'anticorps cohérente. Prenez un comprimé 25-50 mg. juste avant le coucher. Vous pouvez le prendre au milieu de la puissance, s'il est impossible de rester endormi.

- *Vitamine B6* - *(Pyridoxine)* -Pyridoxine est un particulier vitamine importante pour le maintien des cellules nerveuses et musculaires saines et il aide à la production d'ADN et d'ARN, matériel génétique de l'organisme. Il est nécessaire pour la bonne absorption de la vitamine B12 et la production de globules rouges et les cellules du système immunitaire.

Vitamine B6 est nécessaire à la production de sérotonine et aide à maintenir les fonctions du système immunitaire sain.

Vitamine B6 est indiqué pour le traitement de l'anémie, des troubles neurologiques, dermatite séborrhéique et chéilite. En combinaison avec l'acide folique et vitamine B12, vitamine B6 abaisse le taux de l'homocystéine qui est un acide aminé lié à la cardiopathie et accident vasculaire cérébral et éventuellement d'autres maladies.

Prendre un comprimé de 25 mg. avant le coucher. Vous pouvez le prendre au milieu de la puissance, s'il est impossible de rester endormi.

- Lécithine – Donner à votre enfant un verre tiède de lait avant de se coucher. Ajouter au lait 1 cuillère à soupe de lécithine granules et 1 cuillère à café de miel. Lécithine induit le sommeil et favorise également un système nerveux sain.
- L-théanine – 500 mg. (Un acide aminé, extrait du thé feuilles) – 1 capsule avant le coucher. Il réduit l'anxiété et favorise le calme.

- *Lumière collation avant le coucher* -un léger snack environ deux heures avant le coucher, comme tomber et rester endormi peut être difficiles si l'enfant a faim.
Une collation saine peut aider à prendre le dessus sur la faim et lui permet de dormir toute la nuit.

La collation doit contenir principalement des hydrates de carbone et une petite quantité de protéines.
Cette combinaison peut aider à augmenter la disponibilité du tryptophane (un acide aminé qui aide à induire le sommeil) au cerveau. Il contribuera également à accroître le niveau de sérotonine.

Quelques idées de collation avant coucher incluent :
- Un verre tiède de lait avec du miel,
- Un petit bol de flocons d'avoine
- Céréales avec du lait faible en gras
- Yogourt avec granola saupoudré sur le dessus

• *La moitié d'un bagel garni de beurre d'arachide*
• *Cinq craquelins de grains entiers avec une once de fromage*
• *Apple en tranches avec une once de fromage ou de beurre d'arachide.*
• *Banane.*

Bonne nuit!
agréables rêves mon ami !

Sheila Ber, 2015.

Exclusion de responsabilité

Sheila Ber.Biographie   *2015.*

Professionnellement :

Je suis un **Technologue microbiologiques et chimiques**, *travaille actuellement comme* **consultant en naturopathie**.
J'ai travaillé dans les domaines de la microbiologie et de chimie, depuis environ 15 ans, dans l'industrie pharmaceutique ainsi que les industries cosmétiques. J'ai également été impliqué dans la recherche & développement et dans des formulations d'une grande variété de produits.

Personnellement :

En général, je suis une personne non conventionnelle, mais au cours des années, je suis devenu un peu plus classique.
J'aime les choses d'être droites, simple et sans complication.

J'aime aider les gens et donnant des conseils où, et quand je peux.
Je Découvre toutes les choses, des situations, sous des angles différents et s'abstenir de porter de jugement sur quiconque.
Nous sommes qui nous sommes, en raison de la d'innombrables raisons et circonstances qui fait de nous qui nous sommes et où nous sommes !

* * *

Je *vivre dans :*
Toronto, Canada.

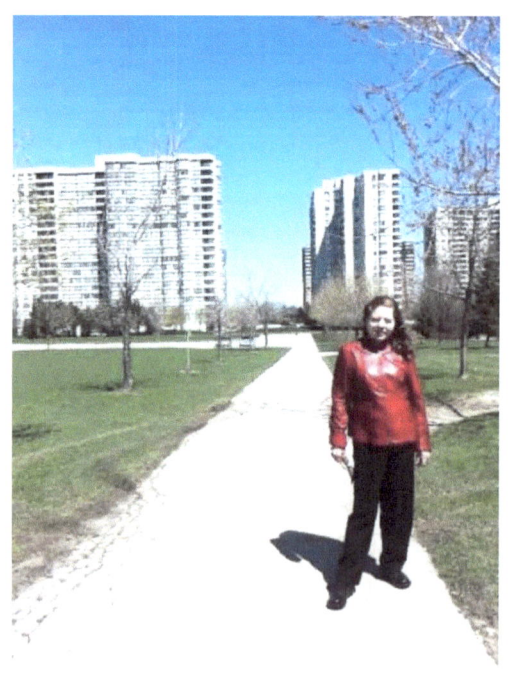

SHEILA BER, 2015.
(SHULLA)

Ce livre est maintenant disponible au :

www.Amazon.com
www.CreateSpace.com
www.Kobobooks.com
www.indigo.Chapters.ca
www.ebay.com

www.ingramcontent.com/pod-product-compliance
Lightning Source LLC
Chambersburg PA
CBHW050813290526
45792CB00001B/92